BEI GRIN MACHT SICH IHR
WISSEN BEZAHLT

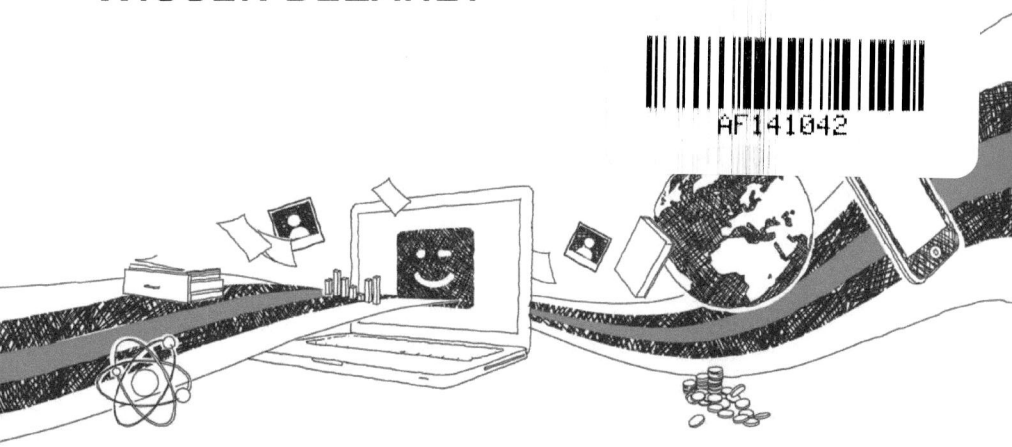
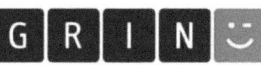

Risikomanagement im Krankenhaus. Die Nutzung von OP-Sicherheitschecklisten

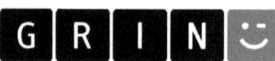

Bibliografische Information der Deutschen Nationalbibliothek:

Die Deutsche Nationalbibliothek verzeichnet diese Publikation in der Deutschen Nationalbibliografie; detaillierte bibliografische Daten sind im Internet über http://dnb.d-nb.de abrufbar.

ISBN: 9783346690937
Dieses Buch ist auch als E-Book erhältlich.

Druck und Bindung: Books on Demand GmbH, Norderstedt Germany
Gedruckt auf säurefreiem Papier aus verantwortungsvollen Quellen

Das vorliegende Werk wurde sorgfältig erarbeitet. Dennoch übernehmen Autoren und Verlag für die Richtigkeit von Angaben, Hinweisen, Links und Ratschlägen sowie eventuelle Druckfehler keine Haftung.

Das Buch bei GRIN: https://www.grin.com/document/1254401

Hochschule Fresenius

Fachbereich onlineplus

Studiengang: Management im Gesundheitswesen (B.A.)

Projektarbeit

Risikomanagement im Krankenhaus – Die Nutzung von OP-Sicherheitschecklisten

Modul: Qualitätsmanagement im Gesundheitswesen

Abgabedatum: 01.03.2021

Inhaltsverzeichnis

Abbildungsverzeichnis

1 Einleitung

Behandlungsschäden können sowohl für den Patienten psychische und physische Probleme verursachen als auch einen weitreichenden finanziellen Schaden oder einen Imageschaden für das Krankenhaus bedeuten (Teubel, 2010). Zukünftig wird die Vermeidung von Fehlern immer mehr in den Mittelpunkt der Krankenhausleitungen rücken, da infolge einer gestiegenen Klagebereitschaft der Patienten, potentielle Ansprüche aus einer Fehlbehandlung zunehmen werden. Ärztliche Entscheidungen werden in Frage gestellt und vor dem Aufenthalt in einem Krankenhaus eine umfassende Recherche im Internet betrieben. Die Ansprüche der Patienten steigen immer weiter und reichen von den Forderungen nach der richtigen Diagnose über die Entscheidung eines effektiven Behandlungsansatzes. Allerdings stehen den Patientenansprüchen eine verringerte Verweildauer, ein Mangel an Zeit und ein steigender Leistungsdruck der Mitarbeiter gegenüber, wodurch sich Fehler einschleichen können. Vor allem in Abteilungen mit einem hohen Patientenaufkommen bedarf es besondere Vorsicht. Der operative Bereich ist einer davon. Hier gibt es eine Reihe an Fehlerquellen, welche dem Patienten Schaden zufügen können. Angefangen vom Einschleusen des falschen Patienten, bis hin zur Gabe des falschen Medikamentes oder einer Verwechslung der zu operierenden Körperstelle. Das ist unter anderem zurückzuführen auf die zahlreichen Leistungserbringer, welche am Eingriff beteiligt sind (Ennker, Pietrowski & Kleine, 2006). Informationsverluste und Kommunikationsschwierigkeiten sind nur eine kleine Anzahl an Fehlerquellen, im Zusammenhang mit einer Operation (Calland et al., 2011a).

An diesem Punkt bietet das klinische Risikomanagement einen Lösungsansatz, um Fehler vermeiden oder ihnen vorbeugen zu können. Den Mittelpunkt bilden hierbei die Verbesserung der Patientensicherheit und die Sicherheit der Mitarbeiter. Das klinische Risikomanagement soll dazu beitragen, Risiken zu analysieren, mit ihnen umzugehen und Maßnahmen zu ergreifen, um Fehler vermeiden zu können. Im Rahmen dessen, können eine Bandbreite an Instrumenten genutzt werden, wodurch sich Fehler minimieren lassen (Euteneier, 2015). Eines davon ist die Sicherheitscheckliste im operativen Bereich. Mit deren Hilfe werden Daten vor, während und nach der Operation abgefragt, sodass alle Beteiligten aktiv mit eingebunden werden müssen (Weingessel, Haas & Vécsei-Marlovits, 2014). Damit wird das Ziel verfolgt, Fehler vermeiden zu können und die Patientenversorgung, sowie die Abläufe im klinischen Alltag zu verbessern (Ärzteblatt, 2012).

Die vorliegende Hausarbeit beschäftigt sich mit der Fragestellung nach dem Mehrwert aus der Verwendung von OP-Sicherheitschecklisten im Krankenhaus, speziell für den Patienten und der daraus resultierenden Patientensicherheit. Nach einer kurzen Begriffsdefinition und Einführung in das Risikomanagement im Krankhaus, wird auf das klinische Risikomanagement im Einzelnen eingegangen. Folgend werden das

Risikomanagement im Operationsbereich und dessen Instrumente in dieser Abteilung dargestellt. Im nächsten Kapitel soll die OP-Sicherheitscheckliste, deren Aufkommen und Verwendung im praktischen Alltag erläutert, sowie der Nutzen für die Beteiligten aufgezeigt werden. Unter Einbezug der vorherigen Kapitel soll im letzten Kapitel die Fragestellung beantwortet werden, welchen Mehrwert die OP-Sicherheitscheckliste im Krankenhaus für den Patienten und dessen Sicherheit darstellen. Die Beantwortung der Frage soll mit vorhandenen Studien und aktueller wissenschaftlicher Literatur stattfinden.

2 Risikomanagement im Krankenhaus

Über die vergangenen Jahre haben die Ansprüche der Patienten, sowie deren Bereitschaft bei einem Behandlungsfehler zu klagen, zugenommen. Solche Rechtsstreitigkeiten können für das Krankenhaus einen wirtschaftlichen Schaden bedeuten und zudem einen Imageverlust nach sich ziehen. Um den Patienten vor Versorgungsfehlern bewahren zu können, den Ruf des Krankenhauses nicht zu gefährden und finanzielle Schäden umgehen zu können erhielt das Risikomanagement Einzug in die Krankenhäuser. Dessen Ziel ist es, Fehler und Schäden fernzuhalten. Dazu müssen einzelne Maßnahmen zur Vermeidung des Risikos eingeführt und ein konkreter Plan erstellt werden, wie die Sicherheitskultur im Unternehmen aussehen soll (Ennker et al., 2006). Das bildet den Grundstock für die Schaffung einer einheitlichen Strategie, welche durch die Klinikleitung bestimmt werden sollte. Das Risikomanagement kann in zwei Bereiche unterteilt werden. Das allgemeine (betriebswirtschaftliche) und das klinische Risikomanagement. Wobei sich ersteres mit der wirtschaftlichen Sicherung, sowie dem Erhalt oder der Vermehrung von Einnahmen beschäftigt und zweiteres mit den medizinischen Aspekten auseinandersetzt (Führing & Gausmann, 2004).

Die verpflichtende Einführung eines betrieblichen Risikomanagements wurde bereits innerhalb des Gesetzes zur Kontrolle und Transparenz im Unternehmensbereich (KonTraG) festgehalten und trifft auf einen Großteil der Krankenhäuser in Deutschland zu (Hellmann & Ehrenbaum, 2015). Zudem wurden innerhalb einer Richtlinie des Gemeinsamen Bundesausschusses 2014 Mindestanforderungen zu einem Risikomanagement für Krankenhäuser formuliert. Dementsprechend sind die Krankenhäuser dazu verpflichtet dauerhafte Prozesse zu etablieren, um potentielle Risiken in allen Bereichen eines Krankenhauses aufzuspüren. Es dient als präventives System, welches Fehler bei der Versorgung der Patienten, sowie Störfaktoren frühzeitig erkennt und ihnen entgegenwirken kann (Euteneier, 2020).

In den nächsten Kapiteln soll ausschließlich auf die Einführung von klinischem Risikomanagement, den Risikomanagementprozess und das Risikomanagement speziell im Operationsbereich eingegangen werden.

2.1 Klinisches Risikomanagement

Das klinische Risikomanagement hat in den letzten Jahren an Bedeutung zugenommen und ist ein wichtiger Teilbereich des Qualitätsmanagements in einem Krankenhaus. Viele Klinikleitungen müssen sich damit auseinandersetzen, da die Schadensersatzklagen der Patienten stetig steigen. Auschlaggebender Punkt für das steigende Interesse des klinischen Risikomanagements war die im Jahr 1999 veröffentlichte amerikanische Studie, mit der Überschrift *to err is human – building a safer health system*. Im Rahmen der Studie wurden Zahlen geschätzt, wie viele Todes- oder Schadensfälle in einem Krankenhaus vermieden werden könnten, wenn geeignete präventive Maßnahmen ergriffen werden (Euteneier, 2015). Aufgrund der Vielzahl an vermeidbaren Schäden, welche Folge einer medizinischen Behandlung waren, erhielt das klinische Risikomanagement Einzug in die deutschen Krankenhäuser (Kahla-Witzsch, Jorzig & Brühwiler, 2019).

Vordergründiges Ziel des klinischen Risikomanagements ist die Vermeidung oder Verringerung von Fehlern im Behandlungsprozess der Patienten, die Verbesserung der Patientensicherheit, die Erarbeitung geeigneter Gegenmaßnahmen und die daraus resultierende Steigerung der Behandlungsqualität. Vor allem bei der Arbeit an Menschen ist eine präventive Vorgehensweise der Vermeidung von Fehlern elementar, denn wenn einmal etwas misslungen ist, kann es eventuell nicht oder nur mit sehr großer Anstrengung behoben werden (Paula, 2017). Zudem lässt sich eine vollständige Beseitigung von Risiken in einer Gesundheitseinrichtung nicht umsetzen. Deshalb müssen langfristig die Gesamtheit von Abläufen, Prozessen und Strukturen in allen Bereichen des Krankenhauses so gestaltet werden, dass die Risiken bei der Versorgung von Patienten reduziert werden können. Dazu benötigt es die Mitarbeit aller Leistungserbringer in einem Unternehmen (z.B. Ärzteschaft, Pflegepersonal, Physiotherapeuten). Nicht alleine die Leitungsebene des Krankenhauses oder ein zuständiger Experte sind dafür verantwortlich, sondern jeder einzelne Mitarbeiter kann dazu beitragen (Euteneier, 2015).

Durch die Einführung des Risikomanagements sollen Fehler aufgedeckt und den Mitarbeitern die Möglichkeit gegeben werden, diese zuzugeben, ohne Angst haben zu müssen dafür zur Verantwortung gezogen zu werden. Die positive Fehlerkultur im Unternehmen soll dazu beitragen, dass Risikobewusstsein des Personals zu erhöhen. In diesem Zusammenhang ist es wichtig, die Mitarbeiter zu sensibilisieren und ihnen verständlich zu machen, dass Fehler menschlich sind und auftreten können. Allerdings bei einem wiederholten Auftreten, Fehler erkannt und vermieden werden können. Es geht darum das Personal zu schulen, aus den eigenen Fehlern zu lernen, offen damit umzugehen und potentielle Gefahren zu deuten (Kahla-Witzsch & Platzer, 2018). Zunächst sollte jedoch analysiert werden, welche Fehler bzw. Risiken in einem Krankenhaus vorliegen und welchen Schaden sie verursachen können, um geeignete risikopräventive

Maßnahmen etablieren zu können. An dieser Stelle bietet der Risikomanagementprozess einen guten Ansatz.

2.2 Risikomanagementprozess

Das klinische Risikomanagement richtet sich nach einem aufeinander aufbauenden Prozessmodell. Es unterliegt einer dauerhaften Überwachung und wird als fester Bestandteil der Unternehmensstrategie angesehen. Bevor die einzelnen Schritte durchlaufen werden können, müssen erst Rahmenbedingungen und Absichten zum Risikomanagement-System durch die Klinikleitung festgelegt werden. Dabei gilt es zunächst einen groben Plan zu erstellen, sowie offen zu kommunizieren, dass ein solches System eingeführt werden soll (Jacobs, Kuhlmey, Greß, Klauber & Schwinger, 2018). Eine klare Strategie ist unabdingbar und wird benötigt, um zu konkretisieren, wie Fehler behandelt werden und auf welche *Makel* explizit eingegangen werden soll. Die Abfolge des Prozesses orientiert sich an einem Kreislaufmodell und wird in vier verschiedene Schritte unterteilt (Neugebauer, 2018).

Der erste Schritt ist die Risikoidentifikation. In dieser Phase werden zunächst alle wesentlichen Risiken erfasst und zusammengetragen. Dabei handelt es sich um Risiken, die aktuell vorliegen oder in Zukunft auftreten können und Einfluss auf das Unternehmen, sowie dessen Ziele haben. Es ist wichtig, dieser Phase eine besondere Aufmerksamkeit zukommen zu lassen, da übersehene Fehler später nicht mehr bereinigt werden können (Hölscher & Elfgen, 2013). Zudem ist das Risiko immer abhängig von dem jeweiligen Bereich in einem Krankenhaus. Beispielsweise ist im operativen Bereich jede Veränderung hinsichtlich des Ablaufs und der Zusammensetzung an Pflegekräften oder Leistungserbringer eine potentielle Fehlerquelle. Um gezielt alle Risiken berücksichtigen und erfassen zu können bedarf es geeigneter Maßnahmen. Vorbeugende Hilfsmittel können sowohl Fehlermelde- und Frühwarnsysteme, Meinungsumfragen von Mitarbeitern, Angehörigen und Patienten sein als auch die Nutzung eines Beschwerdemanagements oder das Einsetzen verschiedenster Analysen und Checklisten (Jacobs et al., 2018).

Sind die Fehler identifiziert, wird im nächsten Schritt herausgefunden, welche Auswirkungen sie auf das Krankenhaus haben. In dieser Phase werden die vorliegenden Fehler nach dem wahrscheinlichen Eintreten und der vorstellbaren Höhe des Schadens beurteilt. Das kann mittels unterschiedlicher Verfahren gemessen bzw. bewertet werden (z.B. einem Risikoportfolio). Mithilfe der Beurteilung können Risiken nach einer Dringlichkeit gestaffelt werden, deren Reihenfolge regelmäßig erneuert und kontrolliert werden soll. Anhand der Notwendigkeit kann eine Strategie entwickelt werden, welche Risiken vordergründig behandelt bzw. bewältigt werden müssen (Kahla-Witzsch, 2005).

Der nächste Schritt im Risikomanagementprozess ist die Risikobewältigung. Für die identifizierten und nach Dringlichkeit abgewogenen Risiken bedarf es in dieser Phase einer Festlegung von Maßnahmen. Fehler können vermieden werden, wenn bestimmte Handlungen unterbunden oder Gegenmaßnahmen entwickelt werden. Zur Bewältigung gibt es eine Reihe an Mitteln und Verfahren, welche eingesetzt werden können. Folgend soll lediglich auf die Einführung einer OP-Sicherheitscheckliste und den damit verbundenen Mitarbeitereinweisungen näher eingegangen werden (Koppenberg & Moecke, 2012).

Abschließend erfolgt die Risikoüberwachung. Dass bedeutet, es soll eine kontinuierliche Überwachung des Risikomanagementprozesses durchgeführt und die einzelnen Schritte, sowie deren Erfolg kontrolliert werden. Mithilfe der Beobachtung sollen Beinahe-Fehler oder Schäden frühzeitig erkannt werden, um ihnen rechtzeitig gegensteuern zu können (Gleißner, 2017). Die Einführung eines Risikomanagementprozesses in einem Krankenhaus ist eine sehr umfangreiche und zeitintensive Entwicklung, welche alle Bereiche umfassen sollte. Eine Abteilung mit einem hohen Risiko an potentiellen Gefahren, vor allem für den Patienten, ist der operative Bereich in einer Klinik. Um diesen Bereich und seine denkbaren Risiken zu erläutern, erfolgen im nächsten Kapitel detaillierte Daten.

2.3 Risikomanagement im Operationsbereich

Der Operationsbereich zählt zu einem kritischen Ort mit ineinandergreifenden Strukturen und zahlreichen Schnittstellen zu verschiedenen Fachdisziplinen. In keinem anderen Teil des Krankenhauses arbeiten so viele Leistungserbringer aus unterschiedlichsten Fachrichtungen oder Berufsgruppen zusammen. Pflegepersonal, Ärzteschaft und andere, am Ablauf Beteiligte, sollen tagtäglich eine große Anzahl an Informationen erfragen, speichern und untereinander weitergeben. Allerdings stellt das eine Herausforderung aller Anwesenden dar, bei dem hohen Patientenaufkommen und -durchlauf in diesem Bereich. Meist sind an einer Operation bis zu zehn Personen beteiligt und es herrschen große Unterschiede von OP-Besatzung zu OP-Besatzung. Deren Fachwissen, Fähigkeiten und Charakter weichen voneinander ab und können einen erfolgreichen Ausgang der Operation beeinträchtigen (Calland et al., 2011a).

Begibt sich ein Patient in den Operationsbereich eines Krankenhauses sollte die Patientensicherheit an oberster Stelle stehen. Jedoch kann es aufgrund der hohen Anzahl an Patienten, welche täglich operiert werden, im praktischen Alltag zu Fehlern kommen. Es können eine Reihe an Risikotypen auftreten, wie beispielsweise personelle, medizinische oder organisatorische Risiken (Euteneier, 2015). Dazu zählen Kommunikations- oder Koordinationsfehler, als auch Informationsverluste zwischen den unterschiedlichen Abteilungen, welche an einer Operation mitwirken. Diese können Verwechslungen des

Patienten oder der Operationsseite, als auch ein Übersehen vorhandener Unverträglich-keiten von Medikamenten oder Desinfektionsmitteln nach sich ziehen. Daraus resultiert ein hohes Risiko an Fehlerquellen im operativen Bereich, aus welchem ein Schaden für den Patienten entstehen kann (Ennker et al., 2006).

Um das genaue Risiko der Fehler speziell im Operationsbereich bewerten zu können, sollen anschließend einige Daten zum Vorkommen betrachtet werden. In einem vom Medizinischen Dienst des Spitzenbundes der Krankenkassen (MDS) veröffentlichten Jahresbericht (2018) wurden insgesamt 14.133 Behandlungsfehler in stationären und ambulanten Einrichtungen gemeldet. Davon entfielen alleine 40% auf den Operations-bereich in einem Krankenhaus (siehe Abbildung 1) (MDS, 2019).

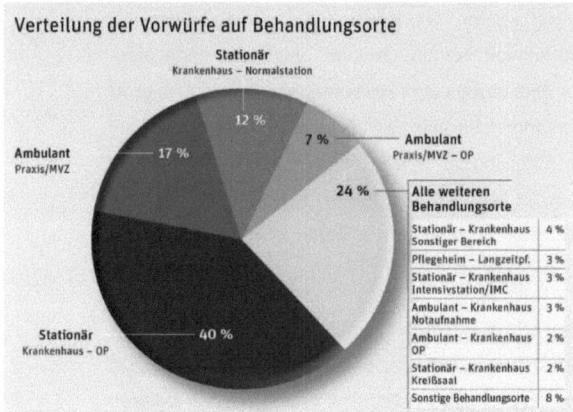

Abbildung 1: Angaben der Entstehungsorte von Behandlungsfehlern 2018 (MDS, 2019)

Zu einem ähnlichen Ergebnis kam auch der Bundesverband deutscher Anästhesisten. Auf deren Homepage werden auftretende und gemeldete CIRS-Fälle dokumentiert. Bei dem Critical Incident Reporting System (CIRS) handelt es sich um ein Berichtsportal oder Fehlermeldesystem, auf welchem sowohl bedrohliche Ereignisse als auch Beinahe-Ereignisse, die im praktischen Alltag der Gesundheitseinrichtungen geschehen, anonym gemeldet werden können. Das Darstellen der einzelnen Fallberichte, sowie das Aufzei-gen und Sammeln dazugehöriger Lösungen, soll dazu dienen, dass Dritte aus den be-reits entstandenen Fehlern lernen können. Durch die Erfassung von CIRS-Fällen kann der exakte Zeitpunkt des Ereignisses im OP-Verlauf dargestellt werden. Nach Angaben des Berufsverbandes deutscher Anästhesisten können 31% der 507 erfassten Fälle im Jahr 2017 auf den operativen Bereich zurückgeführt werden. Ebenfalls spannend sind die Zahlen über Faktoren, welche während des CIRS-Vorfalls hinzukamen. Laut den gemeldeten Ereignissen waren Aspekte, wie ein Personalmangel oder eine hohe Ar-beitsbelastung (16,6%), als auch Kommunikationsprobleme zwischen den Leistungser-bringern (13,7%) damit verbunden (Berufsverband Deutscher Anästhesisten e.V., 2018).

Durch den Menschen hervorgerufene Fehler sind ein Problem, welches schon lange Bestand hat. Auslöser dafür sind meist Kommunikationsschwierigkeiten. Vor allem das Verhältnis zwischen dem Chirurgen und dem Anästhesisten ist oftmals sehr komplex (Loschelder, Brückner & Gehlen, 2016). Zu dieser Kenntnis kam auch eine amerikanische Studie mit der Überschrift *To err ist human* (1999). Dabei wurde festgestellt, dass medizinische Schäden häufig durch menschliche Fehler hervorgerufen werden und zum Tode führen können (Gottschalk, 2013). Sie zählen als zweithäufigster Aspekt innerhalb eines Operationsbereichs, welcher Fehler verursacht, gleich nach dem mangelnden Können eines Operateurs (Calland et al., 2011a).

Das Aufzeigen des Fehlervorkommens und der hinzukommenden Faktoren liefern einen Anhaltspunkt, welcher Bedarf an Instrumenten des Risikomanagements im operativen Bereich vorliegt. Es kommen die meisten Fehler durch Zeitdruck des Personals, sowie Schnittstellen- und Kommunikationsprobleme der verschiedenen Beteiligten auf. An dieser Stelle bedarf es einem Lösungsansatz, um die Sicherheit des Patienten trotz bestehender organisatorischer Komponenten stets gewährleisten zu können.

3 OP-Sicherheitscheckliste

Ein Instrument des Risikomanagements ist die Nutzung verschiedener Checklisten. Speziell im OP-Bereich werden dafür OP-Sicherheitschecklisten verwendet. Mit der kontinuierlichen Implementierung und Anwendung genannter Listen sollen Fehlerquellen während eines operativen Eingriffs aufgedeckt, Sicherheitsaspekte in den täglichen Ablauf integriert und die Vollständigkeit garantiert werden (Bezzola & Mascherek, 2013). Nachfolgend soll auf die Einführung der WHO-Checkliste und die Verwendung solcher Listen im praktischen Alltag eingegangen werden.

3.1 Einführung und Nutzung einer Checkliste der WHO

Bereits 2007 hat die Weltgesundheitsorganisation (WHO) eine Sicherheitscheckliste für den operativen Bereich, unter dem Namen *Surgical Safety Checklist*, entworfen. Ziel dieser ist, die Verbesserung der Sicherheit von Patienten im OP und das Analysieren und Aufdecken unzureichender Weitergaben an Informationen bzw. Kommunikationsschwierigkeiten (World Health Organization, 2008). Im Rahmen der WHO-Checkliste wurden eine Reihe von Fragen formuliert, die vor, während und nach einem Eingriff abgefragt werden sollen. Die Checkliste sollte zu drei unterschiedlichen Zeiten zur Anwendung kommen und unterteilt sich in 19 Fragestellungen, auf welche folgend näher eingegangen werden soll (siehe Abbildung 2) (Weingessel et al., 2014).

Anmerkung der Redaktion: Die Abbildung wurde aus urheberrechtlichen Gründen entfernt.

Abbildung 2: Sicherheitscheckliste der WHO (World Health Organization, 2021)

Einmal beim Betreten des OP-Bereiches bzw. vor dem Narkosebeginn, auch als *Sign In* bezeichnet (Abbildung 2 linke Spalte). Es dient zum Abgleich der persönlichen Daten des Patienten, der richtigen Körperstelle für den Eingriff und dem Überprüfen vorhandener Unverträglichkeiten (Weingessel et al., 2014). Meist wird die zu operierente Stelle im Vorfeld durch den Operateur mit einem Kreuz gekennzeichnet (World Health Organization, 2008). Zu diesem Zeitpunkt ist der Patient noch wach und kann adäquate Angaben zu seiner Person machen (Weingessel et al., 2014). Durch den zuständigen Anästhesisten (Arzt für die Narkose) sollen die angegebenen Daten mit den vorliegenden Patientenunterlagen verglichen und abschließend die Einwilligung zum Eingriff und zur Narkose geprüft werden. Neben der Kontrolle der Dokumente ist die Funktionalität der Gerätschaften (Narkosegerät, Monitoring) wichtig. Alle Arbeitsgeräte müssen durch das Pflegepersonal der Narkoseabteilung gecheckt und am Patienten angebracht werden. Liegen die Dokumente vollständig vor und sind die Geräte einsatzbereit, wird mit der Narkose begonnen (World Health Organization, 2008).

Folgend wird eine weitere Kontrolle vor dem Beginn der Operation durchgeführt, sogenanntes *Team Time Out* (Abbildung 2 mittlere Spalte), welchem eine besondere Bedeutung zukommt. Der Operateur, die OP-Pflegekräfte und der Anästhesist bestätigen in dem Zusammenhang, dass es sich um den richtigen Patienten und die richtige Eingriffsstelle handelt, welche Unverträglichkeiten vorliegen, welche Operationszeit geplant ist und dass alle Instrumente vorhanden und steril sind (Weingessel et al., 2014). Weiterhin können Aspekte wie Komplikationen während der Operation in Form von zu erwarteten Blutverlusten besprochen werden oder auch die Gabe eines Antibiotikums kurz vor dem Eingriff. Dieser Zeitpunkt gilt als besonders wichtig, da jeder an der Operation Beteiligte, kommunizieren und sich in einer kleinen Runde vorstellen muss. Solange alle Aspekte besprochen werden, herrscht gewissermaßen Stillstand im Operationssaal. Dieser Moment wird auch als *chirurgische Pause* bezeichnet. Keiner macht etwas am Patienten während des Team Time Outs. Durch diese Phase lernen sich die verschiedenen Abteilungen kennen und Schnittstellenprobleme können umgangen werden (World Health Organization, 2008).

Direkt nach dem Eingriff werden, ein letztes Mal, Fragen von der Checkliste abgefragt (Abbildung 2 rechte Spalte). Der als *Sign Out* bezeichnete Zeitpunkt widmet sich einer Vollständigkeitskontrolle von Instrumenten und der Abklärung von Schmerzmitteln, Mobilisationsmöglichkeiten und Röntgenanforderungen nach der Operation (Weingessel et al., 2014). Mithilfe der Nachbesprechung soll auf mögliche Schwierigkeiten, welche nach einer Operation auftreten können, hingewiesen und diese dokumentiert werden (World Health Organization, 2008).

Das Abarbeiten der Checkliste dient lediglich einer Wiederholung und Erinnerung von Aufgaben, welche bereits Bestandteil des Arbeitsalltags sind. Dabei werden einfache Routinemaßnahmen nach der Reihe abgefragt und keine komplexen Handlungen gefordert. Bei der Entwicklung der WHO-Checkliste wurde insbesondere auf die einfache Handhabbarkeit, die leichte Verständlichkeit und eine überschaubare Anzahl an Fragen geachtet. Trotz dieser Begleitfunktion der Liste von alltäglichen Geschehnissen, können Fehlerquellen aufgedeckt werden, die im Zusammenhang mit Stress und dem hohen Durchlauf an Patienten aufgekommen sind (Weiser et al., 2010).

3.2 Einsatz von Checklisten in deutschen Kliniken

Die Einführung von Checklisten in den klinischen Alltag setzt sowohl eine vorherige Planung voraus als auch eine Einbettung in die vorhandene Sicherheitskultur des Krankenhauses (Bauer, 2010). Eine gut durchdachte Strategie und der Einbezug aller Beteiligten, sind von Beginn an unabdingbar. Die Anwender müssen darauf aufmerksam und in die Handhabbarkeit eingewiesen werden, um die Liste richtig bedienen zu können. Hierbei können Schulungen, schriftliche Bedienungsanleitungen als auch anderen Maßnahmen genutzt werden. Das Pflegepersonal und die Ärzteschaft ebenso wie die Leitungsebenen sollen eingebunden und die Wichtigkeit des richtigen Umgangs dargestellt werden, sodass auftretende Fragestellungen geklärt und Feedback gegeben werden kann. Ein wichtiger Faktor für die Implementierung und Schaffung von Akzeptanz aller Beteiligten ist die Vorbildfunktion und das Engagement des Krankenhausleiters. Steht dieser hinter seiner Entscheidung und kommuniziert das offen, schließen sich andere Beteiligte leichter an (Bauer, 2010).

In vielen deutschen Kliniken gehört der Einsatz von Sicherheitschecklisten, welche dem WHO-Original ähneln, zu den festen Komponenten des Risikomanagements. Die Originalversion der WHO-Checkliste, sowie ein Handbuch zur richtigen Nutzung stehen den Krankenhäusern weltweit zur Veranschaulichung offen und können auf der Homepage der Weltgesundheitsorganisation eingesehen werden (World Health Organization, 2008). Bedarf es individueller Anpassungen dieser Checkliste an die jeweilige stationäre Einrichtung, muss allerdings das Erkennungsmerkmal der Weltgesundheitsorganisation entfernt werden. Es gibt derzeit eine Vielzahl unterschiedlicher OP-Checklisten, welche in deutschen Krankenhäusern zum Einsatz kommen. Diese liegen meist in verschiedensten Ausführungen vor und sollen auf das jeweilige Krankenhaus angepasst werden. In jeder Klinik sind andere Prozesse, Strukturen und Erwartungen vorhanden und eine einheitliche Liste, welche für jede Einrichtung verwendet werden kann, nicht sinnvoll. Vorhandene Strukturen, sowie die täglichen Gewohnheiten und Abläufe sollen durch die Implementierung von Checklisten unterstützt und nicht eingeschränkt werden. Hierbei können beliebig viele Aspekte zur Liste hinzugefügt, jedoch sollten keine Aspekte weggelassen werden (Weiser et al., 2010).

Weiterhin ist in diesem Zusammenhang darauf zu achten, dass die Sicherheitscheckliste übersichtlich bleibt und nicht zu umfänglich wird (World Health Organization, 2008). Hilfreich für eine leichtere Einführung und Nutzung ist, dass das Dokument nicht zu viele Fragen umfasst, in einer kurzen Zeit abgefragt werden kann und den Klinikalltag nicht negativ beeinflusst (Busemann, Schreiber & Heidecke, 2012). Prinzipiell wird es allerdings einige Zeit dauern, bis die Checkliste erfolgreich genutzt werden kann und fester Bestandteil des praktischen Alltags ist.

Mithilfe der Nutzung von Checklisten im operativen Bereich können Tätigkeiten im praktischen Alltag unterstützt, relevante Daten zum Patienten kontrolliert und weitergeben, sowie die Sicherheit des Patienten verbessert werden. Durch die Verwendung der Instrumente eröffnen sich vielversprechende Chancen für den Patienten, auf welche nachfolgend näher eingegangen wird.

4 Nutzen der Checkliste für den Patienten

Muss ein Patient operiert werden, sollte nach dem Eingriff ein verbesserter Gesundheitszustand die Folge sein und keine Komplikation entstehen, welche vermeidbar gewesen wäre. Wie den vorherigen Kapiteln entnommen werden kann, steht im Fokus der Einführung von Checklisten die Sicherheit des Patienten. Es sollen in diesem Kapitel eine Auswahl an Studien zum Thema der Einführung solcher Sicherheitschecklisten im OP-Bereich aufgeführt werden, welche sich auf den Nutzen für den Patienten, sowie dessen Wohlbefinden konzentrieren.

Der strukturierte Einsatz genannter Risikomanagement Instrumente, sowie die Etablierung eines klinischen Risikomanagements in einem Krankenhaus haben die Patientensicherheit über die letzten Jahre verbessert. Fehler werden analysiert, bewertet und präventive Gegenmaßnahmen entwickelt, um Risiken vermeiden zu können. Es wird viel Zeit in diesen Prozess investiert, sodass alle Arten von Risiken identifiziert und darauf reagiert werden kann (Jacobs et al., 2018).

Ein Werkzeug ist die genannte Sicherheitscheckliste für den operativen Bereich. Bereits am Eingang zum Operationsbereich werden die Patienten aktiv in den Behandlungsprozess miteingebunden. Sie bestätigten ihre Identität, das OP-Gebiet und weitere personenbezogene Daten. Damit kann ihnen die Angst vor potentiellen Fehlerquellen genommen werden. Viele Patienten verbinden mit einer Operation die Angst vor einer Verwechslung der Körperstelle oder dem Vergessen von Materialien in ihrem Körper. Das bestätigte eine Studie, welche durch die Asklepios Kliniken 2015 durchgeführt wurde (Redaktion Asklepios Kliniken, 2015).

Aus der Implementierung von Sicherheitschecklisten in den klinischen Alltag, ergeben sich weitere positive Aspekte für den Patienten und das Personal. Jedoch steht das im Kontext mit der Anpassung an die hauseigenen Strukturen und dem Arbeitsablauf. Vor allem Faktoren wie die Sterblichkeit und das Auftreten von Komplikationen infolge einer Operation nahmen durch die Nutzung solcher Listen ab (Haynes et al., 2009). Festzustellen ist hierbei, dass zahlreiche Studien zur Verwendung von Sicherheitschecklisten vorhanden sind, welche verschiedene Sichtweisen und Untersuchungsinhalte betrachten. Diese erfolgten jeweils mit unterschiedlichen Anzahlen an Teilnehmern, in unterschiedlichen Ländern und mithilfe differenzierter Messmethoden. Jedoch kam die Mehrheit der Studien zum gleichen positiven Ergebnis. Hauptgrund der Betrachtung stellen Verbesserungen der Komplikations- sowie Sterblichkeitsrate dar. An den zahlreichen Studien und Veröffentlichungen kann verdeutlicht werden, dass die beiden Faktoren einen großen Raum in der Literatur eingenommen haben. Eine Reihe an Autoren beleuchten die steigende Patientensicherheit durch die Nutzung von Checklisten im operativen Bereich.

Bereits 2009 hat Haynes et al im Rahmen einer Studie die Auswirkungen auf die Sicherheit der Patienten, durch die Verwendung von WHO-Checklisten, untersucht. In diesem Zusammenhang wurden weltweit acht Kliniken beleuchtet, die eine WHO-Checkliste eingeführt haben. Bei einer Gruppe von Patienten erfolgte vor und nach Einführung genannter Listen eine Erhebung zur Sterblichkeitsrate und des Auftretens von Komplikationen. Es kam zu dem Ergebnis, dass der Einsatz von Checklisten sinnvoll ist und dazu beitragen kann die Anzahl der Todesfälle, als auch die Komplikationsrate zu verringern, welche als Folge eines operativen Eingriffs auftreten können. Die Sterblichkeitsrate konnte um 47% reduziert werden und die Komplikationsrate um 36%. Zudem wurde festgestellt, dass die Zahl der Infektionen und das Auftreten einer nochmaligen Operation, als Folge einer nicht geglückten Operation oder entstandenen Wundinfektionen, gesunken sind. Die genannten Aspekte wirken sich positiv auf die Sicherheit der Patienten aus (Haynes et al., 2009). Zum gleichen Ergebnis kam auch eine Kohortenstudie von van Klei et al aus dem Jahr 2012. Auch hier konnte evaluiert werden, dass der richtige Einsatz einer WHO-Sicherheitscheckliste zu einer Senkung der Sterblichkeitsrate von Patienten beitragen kann (van Klei et al., 2012).

Auch de Vries et al (2010) untersuchten die Faktoren Sterblichkeit und Komplikationen in Verbindung mit operativen Eingriffen. Bei der Anwendung von Sicherheitschecklisten bestehe eine geringere Anzahl an Patienten, die während oder nach einer Operation versterben oder Schwierigkeiten haben. Allerdings wurde in dieser Studie das SUR-PASS System beleuchtet. Hierbei handelt es sich nicht alleine um den Einsatz einer Checkliste im OP, sondern die Betrachtung des kompletten Krankenhausaufenthalts, also einschließlich des Zeitraums vor und nach einer Operation. Sozusagen vom Betreten der Klinik bis zur Entlassung des Patienten (de Vries et al., 2010).

Weiterhin konnte nachgewiesen werden, dass mithilfe der Checkliste Verwechslungen der Körperseite bei einer orthopädischen Operation reduziert werden (Panesar et al., 2011). Das wurde auch bei anderen chirurgischen Eingriffen nachgewiesen. Anhand der nachfolgenden Abbildung 3 wird ersichtlich, dass bei den Faktoren Patientenidentität, geplanter Eingriff und zu operierende Seite vor und nach der Einführung einer Sicherheitscheckliste Unterschiede bestehen. Mithilfe der Checkliste kontrollieren sowohl der Operateur als auch der Anästhesist und das Pflegepersonal vermehrt genannte Patientendaten. Zudem konnte die Kenntnis über den richtigen Patienten, den richtigen Eingriff und die richtige Körperseite bei allen Beteiligten verbessert werden (Helmiö et al., 2011).

	Identity of patient			Procedure			Side (when defined)		
	Before n (%)	After n (%)	P-value*	Before n (%)	After n (%)	P-value*	Before n (%)	After n (%)	P-value*
Otolaryngologist	206 (71.5)	345 (83.7)	<0.001	231 (80.2)	366 (88.8)	0.0015	175 (84.1)	257 (87.7)	NS
Anaesthesiologist	178 (61.8)	343 (83.3)	<0.001	223 (77.4)	351 (85.2)	0.0085	145 (66.8)	184 (74.5)	NS
Circulating nurse	253 (87.9)	396 (96.1)	<0.001	276 (95.8)	383 (93.0)	NS	210 (90.9)	295 (93.7)	NS

Abbildung 3: Aufzeigen der Daten vor und nach der Einführung von Sicherheitschecklisten im OP (Helmiö et al., 2011)

Ein besonderes Augenmerk lag auf der unzureichenden Kommunikation zwischen den verschiedenen Leistungserbringern, die an einer Operation mitwirken und den daraus resultierenden menschlichen Fehlern. Durch die strukturierte Nutzung einer Checkliste können auch in diesem Bereich positive Effekte erzielt werden. Dazu gehören einerseits eine geringere Anzahl an Fehlern bei der Kommunikation und andererseits eine verbesserte Weitergabe von Informationen zwischen den Mitgliedern, sodass die Patientenversorgung gesteigert werden kann (Lingard et al., 2008). Der Informationsaustausch bei der Nutzung einer Checkliste im OP-Bereich ist deutlich besser, als vor der Implementierung dieser. Anwesende nehmen Kontakt untereinander auf und stellen sich vor, geben alle Daten über den Patienten weiter und sprechen über eventuell auftretende Komplikationen, sowie deren Gegenmaßnahmen bei einem Auftreten. Aufgrund der Besprechung vor und nach der Operation gehen weniger patientenbezogene Informationen verloren und wichtige Aspekte werden erfasst und schriftlich festgehalten. Alle an der Operation Beteiligten werden durch den Einsatz solcher Sicherheitschecklisten dazu bewegt, mehr zu kommunizieren und sich explizit um das Wohlbefinden des Patienten zu kümmern (Calland et al., 2011a).

Darüber hinaus kann das Ausfüllen der Sicherheitscheckliste von jedem Anwender durchgeführt werden, da es sich um eine einfache und wenig komplexe Aufgabe handelt. Hierbei ist es unwichtig, ob eine Pflegekraft, ein Narkosearzt oder der Operateur die Haken setzt, wichtig ist lediglich, dass die Verantwortlichkeit vorab geklärt wurde. Bei der Nutzung einer Checkliste sollte es allerdings nicht darum gehen, stupide eine Liste abzufragen, sondern um eine verbesserte Kommunikation zwischen den Leistungserbringern, Zusammenarbeit im Team und die Stärkung der Patientensicherheit. Eine bessere Wahrnehmung des Fachpersonals untereinander kann helfen, Fehler zu vermeiden bzw. zu erkennen (Haynes et al., 2011). Das Team Time Out trägt dazu bei, dass alle Aspekte berücksichtigt und angesprochen werden, jedoch keine wichtigen Informationen des Patienten untergehen. Die genannte Sorgfalt, eine Sicherstellung der Funktionalität von Gerätschaften und die Besprechung von Komplikationen, können den Schutz der Patienten erhöhen (Calland et al., 2011b).

Folglich resultieren aus der Nutzung von Sicherheitschecklisten im OP-Bereich positive Aspekte. Dabei konnte festgestellt werden, dass genannte Checklisten für die Patienten, als auch für das verantwortliche Personal einen großen Nutzen darstellen. Durch die verbesserte Kommunikation im Team, die Weitergabe von relevanten Informationen oder dem Besprechen von Notfallsituationen kann die Sicherheit und das Wohlbefinden des Patienten gesteigert werden.

5 Fazit

Zusammenfassend kann gesagt werden, dass das Risikomanagement ein wichtiger Bestandteil des Krankenhauses ist und dieses positiv beeinflusst, was am Beispiel der OP-Sicherheitschecklisten dargelegt werden konnte. Für das Vorbeugen von Komplikationen und Verwechslungen, sowie zur Identifikation des Patienten, bieten Checklisten im operativen Bereich einen Lösungsansatz. Zudem tragen sie sowohl zu einer verbesserten Kommunikation zwischen den unterschiedlichen Fachabteilungen bei, als auch zu einer Steigerung der Patientensicherheit.

Die Einführung der WHO-Sicherheitscheckliste nahm die Vorreiterposition ein und gab einen Maßstab, an dem sich andere Krankenhäuser orientieren können. In diesem Zusammenhang steht es den einzelnen Kliniken frei, welche Aspekte aufgegriffen und zur Liste hinzugefügt werden sollen (World Health Organization, 2008). Hierbei ist es wichtig die lokalen Bedürfnisse und Strukturen zu berücksichtigen, als auch das Personal mit einzubinden, um das Instrument effizient nutzen zu können. Jedoch soll die Liste kein Werkzeug darstellen, dass isoliert zur Anwendung kommt, sondern fester Bestandteil der Sicherheitskultur des Krankenhauses werden (Weiser et al., 2010).

Im klinischen Alltag können die Checklisten einfach angewendet werden, ohne die Alltagsstruktur zu beeinträchtigen. Durch die Nutzung von Checklisten lassen sich alle relevanten Fragen zum Patienten und andere Faktoren beantworten, sowie die Kommunikation im Team verbessern (Weiser et al., 2010). Die Beteiligten sind im Rahmen dessen dazu angehalten, sich zu unterhalten und wesentliche Informationen auszutauschen. Daraus resultieren, eine sinkende Komplikationsrate und Sterblichkeit nach operativen Eingriffen, sodass die Versorgungsqualität verbessert werden kann (Lingard et al., 2008). Mit dem Einsatz der Sicherheitscheckliste lässt sich das Risiko von Komplikationen oder Verwechslungen erheblich reduzieren und die Sicherheit, dass es sich um den richtigen Patienten handelt verbessern (Haynes et al., 2009). Zu diesem Ergebnis kamen zahlreiche Studien. Für die Patienten kann demnach ein großer Nutzen aus der Verwendung von Checklisten verzeichnet werden, sowie eine gesteigerte Patientensicherheit. Weiterer Forschungsbedarf besteht bezüglich einer größeren Anzahl an angewendeten WHO-Checklisten in deutschen Kliniken, um Verbesserungspotenziale aufdecken zu können. Zudem wäre eine umfassende Befragung der Patienten und des Personals zur Anwendung solcher Listen in Deutschland denkbar.

6 Literaturverzeichnis

Ärzteblatt, D. Ä. G., Redaktion Deutsches. (2012). „Surgical Safety Checklist" der

Welt-gesund-heits-organi-sation. Deutsches Ärzteblatt. Verfügbar unter:

https://www.aerzteblatt.de/archiv/131752/Surgical-Safety-Checklist-der-

Welt-gesund-heits-organi-sation (18.1.2021).

Bauer, H. (2010). Cockpit und OP-Saal: Checklisten verbessern Sicherheit

Berufsverband Deutscher Anästhesisten e.V. (2018). CIRS-AINS. Verfügbar unter:

https://www.cirs-ains.de/ (12.2.2021).

Bezzola, P. & Mascherek, D. A. (2013). Sicherheitsmanagement stärken: keine OP ohne

Checkliste

Busemann, A., Schreiber, A. & Heidecke, C.-D. (2012). Einführung von Operations-

checklisten als Teil des Risikomanagements. Der Chirurg, 83 (7), 611–616.

doi:10.1007/s00104-011-2209-2

Calland, J. F., Turrentine, F. E., Guerlain, S., Bovbjerg, V., Poole, G. R., Lebeau, K. et

al. (2011a). The surgical safety checklist: lessons learned during implementation.

The American Surgeon, 77 (9), 1131–1137.

Calland, J. F., Turrentine, F. E., Guerlain, S., Bovbjerg, V., Poole, G. R., Lebeau, K. et

al. (2011b). The Surgical Safety Checklist: Lessons Learned During Implemen-

tation. The American Surgeon, 77 (9), 1131–1137. SAGE Publications.

doi:10.1177/000313481107700923

Ennker, J., Pietrowski, D. & Kleine, P. (2006). Risikomanagement in der operativen Me-

dizin. Springer Science & Business Media.

Euteneier, A. (2015). Handbuch Klinisches Risikomanagement: Grundlagen, Konzepte,

Lösungen - medizinisch, ökonomisch, juristisch. Springer-Verlag.

Euteneier, A. (2020). Sicherheitskultur und klinisches Risikomanagement. Der Unfallchi-

rurg, 123 (1), 22–28. doi:10.1007/s00113-019-00740-2

Führing, M. & Gausmann, P. (2004). Klinisches Risikomanagement im DRG-Kontext:

Integration von Risiko-Kontrollpunkten in klinische Pfade. Kohlhammer.

Gleißner, W. (2017). Grundlagen des Risikomanagements: Mit fundierten Informationen zu besseren Entscheidungen. Vahlen.

Gottschalk, A. (2013). Patient safety in anaesthesiology. Medical Education

Haynes, A. B., Weiser, T. G., Berry, W. R., Lipsitz, S. R., Breizat, A.-H. S., Dellinger, E. P. et al. (2009). A surgical safety checklist to reduce morbidity and mortality in a global population. The New England Journal of Medicine, 360 (5), 491–499. doi:10.1056/NEJMsa0810119

Haynes, A. B., Weiser, T. G., Berry, W. R., Lipsitz, S. R., Breizat, A.-H. S., Dellinger, E. P. et al. (2011). Changes in safety attitude and relationship to decreased postoperative morbidity and mortality following implementation of a checklist-based surgical safety intervention. BMJ Quality & Safety, 20 (1), 102–107. BMJ Publishing Group Ltd. doi:10.1136/bmjqs.2009.040022

Hellmann, W. & Ehrenbaum, K. (2015). Umfassendes Risikomanagement im Krankenhaus: Risiken beherrschen und Chancen erkennen. MWV.

Helmiö, P., Blomgren, K., Takala, A., Pauniaho, S.-L., Takala, R. S. K. & Ikonen, T. S. (2011). Towards better patient safety: WHO Surgical Safety Checklist in otorhinolaryngology. Clinical Otolaryngology, 36 (3), 242–247. doi: https://doi.org/10.1111/j.1749-4486.2011.02315.x

Hölscher, R. & Elfgen, R. (2013). Herausforderung Risikomanagement: Identifikation, Bewertung und Steuerung industrieller Risiken. Springer-Verlag.

Jacobs, K., Kuhlmey, A., Greß, S., Klauber, J. & Schwinger, A. (Hrsg.). (2018). Pflege-Report 2018: Qualität in der Pflege. Berlin Heidelberg: Springer-Verlag. doi:10.1007/978-3-662-56822-4

Kahla-Witzsch, H. A. (2005). Praxis des klinischen Risikomanagement. ecomed Medizin.

Kahla-Witzsch, H. A. & Platzer, O. (2018). Risikomanagement für die Pflege: Ein praktischer Leitfaden. Kohlhammer Verlag.

Kahla-Witzsch, H.-A., Jorzig, A. & Brühwiler, B. (2019). Das sichere Krankenhaus: Leitfaden für das klinische Risikomanagement. Kohlhammer Verlag.

van Klei, W. A., Hoff, R. G., van Aarnhem, E. E. H. L., Simmermacher, R. K. J., Regli, L. P. E., Kappen, T. H. et al. (2012). Effects of the Introduction of the WHO "Surgical Safety Checklist" on In-Hospital Mortality: A Cohort Study. Annals of Surgery, 255 (1), 44–49. doi:10.1097/SLA.0b013e31823779ae

Koppenberg, J. & Moecke, HP. (2012). Strukturiertes klinisches Risikomanagement in einer Akutklinik. Notfall + Rettungsmedizin, 15 (1), 16–24. doi:10.1007/s10049-011-1494-0

Lingard, L., Regehr, G., Orser, B., Reznick, R., Baker, G. R., Doran, D. et al. (2008). Evaluation of a preoperative checklist and team briefing among surgeons, nurses, and anesthesiologists to reduce failures in communication. Archives of Surgery (Chicago, Ill.: 1960), 143 (1), 12–17; discussion 18. doi:10.1001/archsurg.2007.21

Loschelder, J., Brückner, A. & Gehlen, H. (2016). Anesthesia for Critical Care Patients – Possibilities for a better Patient Safety in the perioperative period - can lives be saved with a better communication? Pferdeheilkunde Equine Medicine, 32 (5), 485–490. doi:10.21836/PEM20160510

MDS. (2019). Jahresstatistik 2018 - Behandlungsfehler-Begutachtung der MDK-Gemeinschaft. Essen: Medizinscher Dienst des Spitzenverbandes Bund der Krankenkassen e.V. (MDS). Verfügbar unter: https://www.mdk.de/fileadmin/MDK-zentraler-Ordner/Downloads/18_Meldungen/19-05-16_PK_BHF_2018/7_BHF-Jahresstatistik-2018.pdf (12.2.2021).

Neugebauer, F. (2018). Risikomanagement und Patientensicherheit im Kontext von Pflege. In Jacobs, K., Kuhlmey, A., Greß, S., Klauber, J. & Schwinger, A. (Hrsg.), Pflege-Report 2018: Qualität in der Pflege (S. 53–62). Berlin, Heidelberg: Springer. doi:10.1007/978-3-662-56822-4_6

Panesar, S. S., Noble, D. J., Mirza, S. B., Patel, B., Mann, B., Emerton, M. et al. (2011). Can the surgical checklist reduce the risk of wrong site surgery in orthopaedics? - can the checklist help? Supporting evidence from analysis of a national patient incident reporting system. Journal of Orthopaedic Surgery and Research, 6 (1), 18. doi:10.1186/1749-799X-6-18

Paula, H. (2017). Patientensicherheit und Risikomanagement in der Pflege: Für Stationsleitungen und PDL. Springer-Verlag.

Redaktion Asklepios Kliniken. (2015). Studie: „Patientensicherheit – worauf es Patienten ankommt". Asklepios. Verfügbar unter: https://www.asklepios.com/presse/presse-mitteilungen/konzernmeldungen/studie-patientensicherheit-worauf-es-patienten-ankommt~ref=eb4b30af-4bd6-4365-9b67-31baebfb4962~ (22.2.2021).

Teubel, T. (2010). Medizinisches Risikomanagement: Implementierung von Fehlermanagementsystemen für OP-Teams. Diplomica Verlag.

de Vries, E. N., Prins, H. A., Crolla, R. M. P. H., den Outer, A. J., van Andel, G., van Helden, S. H. et al. (2010). Effect of a Comprehensive Surgical Safety System on Patient Outcomes. New England Journal of Medicine, 363 (20), 1928–1937. Massachusetts Medical Society. doi:10.1056/NEJMsa0911535

Weingessel, B., Haas, M. & Vécsei-Marlovits, V. (2014). Risikomanagement – Fehlererkennung durch Team Time Out. Spektrum der Augenheilkunde, 28 (1), 23–27. doi:10.1007/s00717-013-0206-1

Weiser, T. G., Haynes, A. B., Lashoher, A., Dziekan, G., Boorman, D. J., Berry, W. R. et al. (2010). Perspectives in quality: designing the WHO Surgical Safety Checklist. International Journal for Quality in Health Care, 22 (5), 365–370. doi:10.1093/intqhc/mzq039

World Health Organization. (2008). Implementation manual surgical safety checklist (first edition). Verfügbar unter: https://www.who.int/patientsafety/safesurgery/tools_resources/SSSL_Manual_finalJun08.pdf?ua=1 (14.2.2021).

World Health Organization. (2021). WHO | WHO Surgical Safety Checklist. World Health Organization. Verfügbar unter: http://www.who.int/patientsafety/topics/safe-surgery/checklist/en/ (13.2.2021).